Lumira

Erneuere deine Zellen

Übungs- und Meditationskarten

TRINITY

Anleitung zur Arbeit mit den Verjüngungskarten

Die Karten sind ein wunderbares Instrument, um ein besseres Verständnis für ein bestimmtes Thema zu erhalten. Sie geben uns einen spontanen Hinweis auf unsere unbewussten, versteckten Muster und helfen uns, uns weiterzuentwickeln. Wenn wir uns ihren Botschaften öffnen und bereit sind, diese zu integrieren, werden wir neue, bewusste Verhaltensmuster erschaffen, die unser Leben auf eine frische, positive Weise prägen.

Wie gehe ich vor?

Entspanne dich. Atme bewusst und tief in deine Mitte ein und atme weit aus. Spüre deinen Körper, nimm alles in dir wahr.

Konzentriere dich auf deine Absicht. Was möchtest du mithilfe dieser Karten erfahren und verstehen? Woran möchtest du arbeiten? Möglicherweise suchst du nach einer Antwort auf eine Frage, die dich zurzeit beschäftigt. Du kannst auch eine Bitte aussprechen wie: »Mögen die Karten mir einen Hinweis zu einer Erkenntnis und zu einer Lösung schenken.«

Nimm alle Karten, mische sie und lege sie fächerförmig vor dir aus. Halte nun eine Hand mit der Handinnenfläche nach unten über die Karten. Bewege deine Hand langsam über den Karten hin und her, bis du das Gefühl hast, dass deine Hand sich von einer der Karten angezogen fühlt – möglicherweise spürst du ein Kribbeln oder Wärme in den Fingern oder im

Handteller. Nimm diese Karte auf, mit ihr wirst du deine Arbeit fortsetzen.

Lies langsam und bewusst den Text auf der Karte und lass ihn auf dich wirken. Nimm wahr, wie dein Körper auf diese Wörter und Sätze reagiert. Spüre, was in dir geschieht.

Lass dir Zeit und führe nun die kleine Meditation oder Übung zu dieser Karte durch.

Zum Schluss liest du noch einmal den Text auf der Karte, damit ihre Botschaft durch dein fokussiertes Bewusstsein in dich einfließen und integriert werden kann. Richte deine Aufmerksamkeit nun wieder auf deinen Körper und deine innere Welt. Schau, was sich in dir verändert hat.

Tageskarte

Du kannst natürlich auch jeden Tag mit den Karten arbeiten und ihre Hilfe nutzen. Sie werden dich bei deiner Absicht, deinen Körper zu erneuern und jung und gesund zu erhalten, unterstützen. Gleichzeitig bieten sie dir eine tägliche Chance für deine geistige Entwicklung.

Schließe die Augen, atme bewusst, spüre dich selbst und ziehe eine Karte.

Betrachte die Karte. Welches Thema zeigt sie dir für den heutigen Tag? Wie fühlt es sich für dich an, heute an diesem Thema zu arbeiten?

Nimm dir nun etwas Zeit, meditiere und übe.

2. Auflage 2014

in der Scorpio Verlag GmbH & Co. KG, München

Umschlaggestaltung, Layout und Satz:
Guter Punkt, München

ISBN 978-3-95550-013-9

Diese Karten dienen der Information über eine Methode der Selbsthilfe und Bewusstseinsentwicklung. Wer sie anwendet, tut dies in eigener Verantwortung.

Die Autorin beabsichtigt nicht, Diagnosen zu stellen oder Therapieempfehlungen zu geben. Die hier vorgestellten Verfahren sind nicht als Ersatz für ärztliche oder psychotherapeutische Behandlung bei ernsthaften Beschwerden zu verstehen.

www.trinity-verlag.de

22034192

Darm

Dein Darm ist eine Quelle bleibender Jugend und unerschöpflicher Lebensenergie. Es ist an der Zeit, dich um dieses Organ zu kümmern, auch äußerlich. Mache zum Beispiel eine entschlackende Diät oder faste und reinige deinen Darm mit Wassereinläufen. Auch Bauchmassagen tun ihm gut.

Lass deine lichtvollsten Gefühle in deinen Darm hineinströmen. Bette deinen Darm in die grenzenlose Liebe ein, umgib ihn mit Zärtlichkeit, schenke ihm das Gefühl, getragen und genährt zu sein. Male ihn von innen mit goldenem Licht an. Fühle, wie du von innen her erwärmt wirst – so zeigt sich die Liebe deines Darmes zu dir.

Umwandlung

Lass Schmerzen, Kummer und Schwierigkeiten einfach da sein. Die Dinge dürfen so sein, wie sie sind. Nimm sie an! Indem wir alles annehmen, was uns begegnet, lassen wir den Widerstand los und geben uns die Möglichkeit zur Transformation.

Sprich den Satz:

»Ich nehme mich so an, wie ich bin. Wie auch immer mein Leben verläuft und sich anfühlt – ich bin für mich da, und ich liebe und akzeptiere mich so, wie ich bin.«

Spüre, was sich dadurch in dir verändert.

Energiezentren

In unserem Körper befinden sich unzählige Energiezentren, Akupunkturpunkte und Chakren. Sind auch nur einige von ihnen blockiert, gerät unser ganzes System aus dem Gleichgewicht, und unser Wohlbefinden und unser Aussehen werden beeinträchtigt.

Fokussiere dich auf deinen Körper, spüre dich. Bringe nun deinen Fokus zu deinem Herzen und sprich deine Absicht aus:

»Ich habe die Absicht, alle meine Chakren, Akupunkturpunkte und Energiezentren zu reinigen und auszugleichen – jetzt und dauerhaft in der Zukunft. Danke!«

Spüre, wie es durch deine Absicht geschieht.

Ganzheit

Ganzheit bedeutet Heilsein. Nur wer wirklich ganz ist, ist auch heil. Ein ganzer Mensch ist selbstgenügsam. Er braucht nichts von außen, alles ist in ihm.

Zur Ganzheit können wir nur gelangen, indem wir uns vollständig und vollkommen annehmen – so wie wir sind. Das heißt jedoch nicht, dass wir zuerst versuchen müssten, uns zu verändern und zu verschönern. Nein, wir nehmen uns jetzt so an, wie wir gerade sind.

Die bedingungslose Annahme von allem, was in uns ist, ermöglicht Heilung und Transformation. Erst dann können wir uns in unserer Ganzheit erfahren.

Prioritäten setzen

Durch das Überangebot, das wir im Außen antreffen, verlieren wir oft unsere wahren Bedürfnisse und Ziele aus den Augen.

Diese Karte fordert dich auf, innezuhalten, in dich hineinzugehen und zu lauschen. Frage dich: Welches sind meine wirklichen Ziele? Was möchte ich sein, tun und haben? Fühle, welche Impulse und Bilder in dir aufsteigen. Dann schreibe alles auf. Frage dich: Was hat die größte Priorität für mich? Welche zwei bis drei Punkte sind mir am wichtigsten?

In den nächsten vierzig Tagen versuchst du nun, nur diese wichtigsten Punkte anzustreben. Alles andere kann so lange warten.

Zähne

Lass deine Aufmerksamkeit zu deinen Zähnen fließen. Streichle und massiere deine Zähne und das Zahnfleisch einige Male liebevoll mit deiner Zunge.

Visualisiere einen Regenbogen und atme die heilsame Schwingung der Regenbogenfarben in deinen Mund hinein. Visualisiere, wie diese Schwingung in jeden Zahn strömt, wie sie in das Zahnfleisch und in den Zahnknochen fließt. Fühle, wie dein Mund mit dieser göttlichen Frequenz erfüllt wird. Sie richtet deine Zähne gerade, regeneriert und harmonisiert sie. Nimm wahr, wie es in deinem Mund zu pulsieren beginnt!

Verändere dich selbst und werde gesund

Unsere Gesundheit ist ein Ergebnis dessen, was wir über unsere Welt und uns selbst denken. Unser Gesundheitszustand hängt davon ab, was wir sagen, lesen, hören, anschauen, womit wir uns beschäftigen, was wir essen, trinken und tun.

Frage dich: Womit beschäftige ich mich in meinem Leben? Was möchte ich in Wirklichkeit sein, tun und werden? Hast du die Antwort darauf gefunden, korrigiere dein Denken und dein Handeln. Verändere auch deine Gewohnheiten.

Sei für dich da, erwähle dich selbst.

Vergiss niemals dich selbst! Gib dir die Macht – so wirst du immer ganz, jung und gesund bleiben.

Farbschwingungen

Farbschwingungen sind wunderbare Mittel zur Verjüngung, die dir jederzeit und kostenfrei zur Verfügung stehen.

Schließe deine Augen und atme dich nach innen, in deine innere Welt. Dann frage dich, welche Farbe du gerade benötigst. Atme nun diese Farbschwingung ein und lass sie in jede einzelne deiner Zellen fließen. Nähre dich mit dieser Schwingung. Nimm wahr, wie deine innere Harmonie wiederhergestellt wird, wie du durchlichtet und verjüngt wirst.

Inneres Kind

Die Karte weist dich darauf hin, dich um dein inneres Kind zu kümmern.

Schließe deine Augen und atme dich nach innen in deine innere Welt hinein. Dann konzentriere dich auf deine Absicht, deinem inneren Kind zu begegnen.

Sieh mit deinem inneren Auge, wie dein inneres Kind zu dir kommt. Nimm es in deine Arme, gib ihm deine ganze Zärtlichkeit, küsse es und sage ihm, wie sehr du es liebst und dass du ab jetzt immer für es da bist. Lass das Kind wissen, wie unermesslich wichtig und wertvoll es für dich ist. Dann fühle, wie die Liebe durch euch fließt und ihr miteinander im Licht verwoben werdet.

Zellwasserklärung

Durch falsche Ernährung, durch Chemikalien, Schwermetalle, Kosmetika, Putz- und Waschmittel, durch negative Gedanken und Stress wird das Wasser in den Körperzellen enorm belastet und kann trüb und übersäuert werden. Jetzt ist es an der Zeit, dein Zellwasser zu klären. Konzentriere dich auf das Wasser in dir. Schicke ihm deine Gedanken der Dankbarkeit und der Liebe. Segne das Zellwasser. Spüre, wie durch deine liebevolle Zuwendung das Wasser klarer und frischer wird. Das Zellwasser ist nun kristallklar.

Nimm es wahr!

Absicht

Diese Karte fordert dich auf, innezuhalten, in dich hineinzuhorchen und deine Absicht zu formulieren. Ohne eine klare Absicht kommst du nirgendwo hin. Die klare Absicht bestimmt deine Lebensreise. Sie entscheidet über Erfolg oder Misserfolg, in dem, was du erreichen möchtest.

Die Absicht soll dein Endziel ausdrücken, und zwar so, als ob du es schon jetzt erreicht hättest und es schon da wäre. Dein Ziel muss positiv und in der Gegenwart formuliert sein. Nimm nun ein Blatt Papier und schreibe deine formulierte Absicht auf.

Wunderschöner Körper

Jeder Körper ist wunderschön. Nur unsere Vorurteile und unsere Ablehnung lassen unseren Körper weniger attraktiv erscheinen. Wenn wir unser Aussehen nicht akzeptieren können, lehnen wir Teile von uns ab. Die Kraft und die Bestimmung, die in diesen Teilen vorhanden sind, können wir dann auch nicht leben. Ohne Annahme wird es keine Heilung geben.

Schenke nun dir selbst und deinem Körper das tiefe Gefühl, dass du und er zu jeder Zeit geliebt und geschätzt werden. Dann erstrahlt dein Körper in seiner wahren Schönheit.

Bauch-speicheldrüse

Lass deine Aufmerksamkeit zu deiner Bauchspeicheldrüse fließen, die hinter deinem Magen liegt. Schicke ihr deine Beachtung, deine liebevolle Fürsorge, dein Lächeln und deinen Dank. Umarme sie zärtlich und verschmilz mit ihr. Fühle die Verbundenheit mit ihr und deine bedingungslose Liebe.

Bitte nun deine Bauchspeicheldrüse, alte Programmierungen und Ansichten zu transformieren und sich für den Heilungsprozess zu öffnen. Nimm die Heilung an! Du und dein Körper verschmelzen zu einer Einheit.

Selbstermächtigung

Selbstermächtigung ist die treibende Kraft deines Seins. Sie bringt die Dinge und Begebenheiten in den Fluss des Lebens und verbindet dich mit der Schöpferkraft.

Verjüngung kann nur dann stattfinden, wenn du dich selbst ermächtigst. Du erwählst dich selbst und entscheidest dich für dich und für das, was mit deiner Seele im Einklang schwingt. Das bedeutet, du selbst gibst dir die Erlaubnis und nimmst damit deine gottgegebene Macht wieder an dich.

Mit der Kraft deiner Absicht nimm deine Macht in deine Hände und erschaffe dich neu!

Fünf Körper

Bei jeder Art von Heilarbeit sollte man sich nicht nur auf den physischen Körper beschränken, sondern die Energie in alle feinstofflichen Körper leiten.

Lass also deine Aufmerksamkeit zuerst in deinen physischen Körper fließen, dann in deinen ätherischen Körper. Lass deine Energie sich auch in den emotionalen und dann in den mentalen Körper ausdehnen. Zuletzt konzentriere dich auf deinen spirituellen Körper.

Übe täglich, dich auf diese Weise in deiner Ganzheit zu empfinden.

Hypophyse

Es ist an der Zeit, dich um deine Hypophyse zu kümmern.

Lass dein Bewusstsein in deinen Kopf hineinfließen. Nimm deine Hypophyse von innen und von außen wahr. Fühle hinein: Wie geht es ihr? Schau sie genau an: Wie sieht sie aus? Frage sie nach ihren Wünschen und Bedürfnissen: Wie ist ihre Antwort? Was kannst du für sie tun?

Sende ihr deine Liebe und Dankbarkeit. Gib ihr all das, was sie braucht. Sei für sie da. Bitte sie jetzt, alte Programmierungen und Überzeugungen zu transformieren und sich für deine Erneuerung und Ganzheit zu öffnen – jetzt und dauerhaft in der Zukunft.

Erkennen

Erkenne, dass du immer die Wahl hast, mit welchen Gefühlen und inneren Bildern du dich nährst und dein Leben erfüllst. Diese Erkenntnis wirkt sich auch auf deine Körperzellen aus.

Wähle gute, leuchtende, positive Gedanken und erinnere dich an schöne, liebevolle Tage. Erkenne, wie das deinen Körper aufbaut und ihm wohltut. Nähre dich bewusst mit solcher geistigen Nahrung – mit deinen positiven inneren Bildern und Projektionen. Nimm wahr, was dadurch in deinen Zellen geschieht!

Gutes Erbe der Ahnen

Unsere Ahnen freuen sich, wenn wir ihr gutes Erbe, das heißt ihre Gaben, ihre Potenziale und ihre Geschenke, würdigen und sie von ihnen anfordern. So erkennen unsere Ahnen, dass sie nicht umsonst gelebt haben. Sie waren wichtig und haben etwas Wertvolles für das gegenwärtige Leben hinterlassen. Treten wir ihr Erbe an, beginnt eine ganz besondere Kraft zu fließen, die enorm belebend, erhaltend und verjüngend wirkt. Sie lässt jede Zelle im Licht erstrahlen und bringt uns zu Ganzheit und innerer Harmonie.

Lass nun deine Absicht zu deinen Ahnen fließen und öffne dich für die heilsame Kraft, die sie dir schenken – jetzt!

Im Körper sein

Unser Körper ist ein gefühlvolles Instrument, durch das wir uns selbst erkennen und erfahren können. Oft lehnen wir unseren Körper ab. Wir sind nicht in ihm präsent. Wir nehmen uns nicht wahr, sondern flüchten uns in die Vergangenheit und in Zukunftssorgen. Der Körper hilft uns aber, ins Hier und Jetzt zu kommen, und wahres Glück können wir nur im Jetzt empfinden. Der Himmel beginnt im Körper.

Atme dich in dich hinein. Atme tief und empfange dich in dir. Fühle, wie du ankommst, wie du deinen Körper mit deinem Bewusstsein von innen ausfüllst. Willkommen in dir!

Leuchten

Schließe deine Augen. Fühle deinen Atem, wie er in dich einfließt und wieder ausströmt. Spüre deinen Körper von innen und von außen.

Konzentriere dich auf das Wort Licht.

Sprich mehrmals innerlich:

»Licht!«

Nimm wahr, wie die Lichtschwingung in dir entsteht – wie sie fühlbar und greifbar wird. Schicke noch mehr Lichtimpulse in den Körper hinein. Lass das Licht in dir fließen, sich ausbreiten und jede Zelle erfüllen. Werde selbst zum Licht!

Spüre, wie das Licht in dir dich jetzt erneuert und verjüngt.

Thymusdrüse

Deine Thymusdrüse braucht dich jetzt.
Wende dich deiner Thymusdrüse, die hinter deinem Brustbein liegt, zu. Erfühle sie, lächle ihr zu, streichle sie liebevoll und zärtlich. Bedanke dich bei ihr für ihre Arbeit. Sage ihr, dass du sie liebst. Spüre, wie deine Thymusdrüse zu leuchten beginnt.
Bitte jetzt deine Thymusdrüse, alte Programmierungen und Überzeugungen zu transformieren. Fühle, wie es in diesem Moment auch geschieht. Deine Thymusdrüse wird frei und ganz.
Öffne dich für diesen Prozess und bedanke dich bei dir selbst.

Leben annehmen

Diese Karte fordert dich auf, dein Leben zu hundert Prozent anzunehmen. Das heißt, du erklärst deine Absicht, hier und jetzt da zu sein, und du erlaubst es dir selbst.

Sprich innerlich:

»Ich habe die Absicht, mein Leben zu hundert Prozent anzunehmen, und ich erlaube mir jetzt, mein Leben auch zu hundert Prozent zu leben. So sei es!«

Spüre, wie deine Absicht nun in deinem Körper wirkt und sich in deiner Welt manifestiert.

Zirbeldrüse

Wende dich deiner Zirbeldrüse zu, die sich in der Mitte des Schädels befindet. Schicke ihr deine liebevolle Zuwendung, deinen Dank. Öffne dich für deine Zirbeldrüse und erkenne die tiefsten inneren Wünsche dieses Organs. Möglicherweise ist es ein Gefühl, das du dabei empfindest. Oder du siehst ein Symbol, eine Farbe oder ein Bild. Es könnte auch ein neues Verhaltensmuster oder eine spezielle Ernährungsweise sein. Gib dir in deinen Gedanken und Gefühlen all das, was deine Zirbeldrüse benötigt, und erlebe die Verbundenheit mit ihr – in der Ganzheit deiner selbst, jetzt und dauerhaft in der Zukunft.

Universelle Zelle

In unserem System befindet sich eine universelle Zelle. Sie ist so rein und ewig wie die Schöpferkraft selbst. In ihr ist der göttliche Code gespeichert: vollkommene Gesundheit, Verbundenheit mit dem Körper, optimales Körpergewicht, strahlendes Aussehen, unendliche Weite und unendliche Möglichkeiten. Lass dein Bewusstsein in die universelle Zelle fließen. Verbinde dich mit ihr und öffne dich für ihre Schwingung. Spüre, wie diese göttliche Schwingung sich nun mit allen deinen Zellen verbindet und sie mit der reinen Energie der Schöpfung auflädt.

Leber

Deine Leber braucht dich jetzt. Wende dich innerlich diesem Organ zu.

Lass dein Bewusstsein zu deiner Leber fließen. Nimm sie von innen wahr. Wie geht es ihr? Wie sieht sie aus? Kannst du mit deinem inneren Auge ihre Farbe, ihre Form und ihre Konsistenz feststellen? Lass deine Leber wissen, dass sie sehr wichtig für dich ist. Sende ihr deine Liebe und deine Dankbarkeit. Bitte sie, dir mitzuteilen, was sie braucht, und gib es ihr dann.

Nebennieren

Reibe deine Hände aneinander, bis sie warm werden, und lege sie auf deine Nebennieren, die sich über den Nieren befinden. Atme violettes Licht ein. Fühle, wie es einströmt und wie es in deinen Nebennieren ankommt. Violettes Licht transformiert und heilt. Es bringt dich in Einklang mit deinem höheren Selbst. Du erlebst dich in deiner Ganzheit und Verbundenheit. Nimm wahr, wie sich deine Nebennieren zu regenerieren und zu verjüngen beginnen. Öffne dich diesem Prozess!

Feinstofflicher Körper

Wir haben nicht nur einen physischen Körper, sondern auch einen feinstofflichen, der Aura genannt wird. Auch dieser Körper braucht unsere Zuwendung und Pflege.

Lass deine Aufmerksamkeit in deine Aura fließen. Spüre dabei, wie du dich innerlich ausdehnst und den Raum deiner Aura bewusst erlebst. Nimm ihn nun ganz ein! Lass auch deine Dankbarkeit, deine Wertschätzung und deine tiefe Liebe dorthin fließen. Diese Gefühle verbinden dich mit deinem höheren Selbst und lassen deine Aura im Licht erstrahlen.

Junges Gesicht

Unser Wunsch, ein junges Gesicht zu behalten, bedeutet nicht, dass wir dem allgemeinen Jugendlichkeits- und Schönheitswahn folgen. Vielmehr zeigt er unser natürliches Bedürfnis, uns in unserer ursprünglichen Kraft – so wie wir sind – zu bewahren. Denn wer äußerlich verwelkt, verwelkt auch innerlich.

Um deine äußere Schönheit und Jugendlichkeit wiederzuerlangen, wende dich nach innen. Entscheide dich voll und ganz dafür, deine Macht wieder an dich zu nehmen, um dein junges Gesicht mit der Kraft deines Geistes und deiner klaren Absicht wiederherzustellen.

Körperwesen

Lausche in dich hinein und konzentriere dich auf deinen Herzschlag. Verbinde dich mit der inneren Welt in dir.

Sprich:

»Möge mein Körperwesen zu mir kommen.«

Atme dein Körperwesen in dich ein, damit es dir bewusst werden kann. Nimm dein Körperwesen wahr!

Wie sieht es aus? Wie fühlt es sich in dir? Hat es einen tiefsten inneren Wunsch? Frage, was du für dein Körperwesen tun kannst. Wie möchte es von dir genährt und behandelt werden? Stelle den Kontakt her. Du und dein Körperwesen bilden eine Einheit.

Haut

Die Haut ist unser größtes Organ. Die Karte weist dich darauf hin, dich mehr um deine Haut zu kümmern.

Streichle deine Haut, massiere sie und berühre sie mit deinen liebevollen Gedanken – von innen und von außen. Atme Licht in deine Haut. Wende dich ihr zu und frage sie, was du für sie tun kannst. Wird deine Haut von dir gut genährt? Überprüfe, ob die Kosmetika und Putzmittel, die täglich deine Haut berühren, auch gesund für sie sind und ihr guttun.

Die Gehirnhälften aktivieren und ausgleichen

Lass deine Aufmerksamkeit zu deinem Gehirn fließen und nimm deine beiden Gehirnhälften wahr – die rechte und die linke, die miteinander durch eine Brücke verbunden sind.

Lass nun das Gefühl von Dankbarkeit, von Liebe und von Wertschätzung in dir entstehen und schicke es zu den beiden Gehirnhälften. Spüre, wie alles in dir verbunden und geheilt wird. Nimm wahr, wie deine Gehirnhälften sich durch deine Liebe und deine Absicht ausgleichen und ganz werden.

Sich selbst heilen

Um Verspannungen oder Schmerzen bei dir selbst zu lindern und zu heilen, konzentriere dich auf deine Hände. Stelle dir vor, dass deine Handflächen mit dem goldenen Licht der bedingungslosen Liebe aufgeladen werden und so heilende Energie empfangen. Lege jetzt deine Hände auf die betroffene Stelle und visualisiere, wie die Lichtenergie aus deinen Händen dorthin fließt. Sende dieser Stelle auch deine Verbundenheit und deine Liebe.

Sprich:

»Ich bin für dich da, ich bin bei dir.
Ich liebe dich.«

Fühle das Fließen der Energie. Spüre, wie sie ankommt und heilt.

Erstarrte und eingeschlossene Emotionen

Was unser Gesicht und unseren Körper älter macht, sind all die Emotionen, die wir Jahr für Jahr erfahren haben und die in uns gespeichert sind. Wenn wir starke Gefühle erleben, vergessen wir meistens, sie auch wieder loszulassen. So bleiben sie in uns eingeschlossen und erstarren. Das zeigt sich auf unserem Gesicht und in unserer Körperhaltung.

Atme tief und bewusst ein und versuche, dich beim Ausatmen zu entspannen.

Konzentriere dich auf deine Absicht:

»In der Allmacht der bedingungslosen Liebe löse ich alle meine eingeschlossenen und erstarrten Emotionen auf – jetzt und dauerhaft in der Zukunft. So sei es! Danke!«

Weiblich und männlich

Die weiblichen und die männlichen Anteile in uns sollten ausgeglichen sein. Sie sollten sich in Harmonie zueinander befinden und von uns als gleichwertig angesehen werden. Erhalten unsere männliche und unsere weibliche Seite die gleiche Wertschätzung, finden wir zu innerer Balance und leben im Einklang mit uns selbst.

Lade nun deine innere Frau und deinen inneren Mann zu dir ein. Schaue sie beide liebevoll an.

Sprich: *»Ich ehre den weiblichen und den männlichen Anteil gleichermaßen in mir.«*

Spüre, wie durch deine Absicht die beiden Pole miteinander verschmelzen und du dich als ganz und vollständig erlebst. Du feierst deine himmlische Hochzeit.

Bewusstseinsfeld

Erkenne, dass in deinem System Programme laufen, die deinen Körper physisch altern lassen. Du kannst diesen Prozess bewusst unterbrechen – und in ein neues Bewusstseinsfeld wechseln.

Triff jetzt die Entscheidung, nicht mehr zu altern! Atme tief in deinen Körper hinein und spüre, wie die Kraft deines präsenten Geistes sich in dir sammelt und größer und mächtiger wird. Spüre deine Präsenz in dir und mache einen Schritt nach vorne – in dein neues Bewusstseinsfeld, in dem du mit deinem Körper eine Einheit bist und nicht mehr altern musst!

Reise in die Körperzelle

Lass dein Bewusstsein in die von dir ausgewählte Körperzelle strömen. Atme dich dorthin. Verbinde dich mit dieser deiner Zelle, so als ob du sie jetzt betreten und in ihr anwesend sein würdest.

Schau sie von innen an! Was für Lichtverhältnisse herrschen hier? Welche Farben, Formen und Landschaften siehst du? Nimm auch wahr, wie du dich hier in deiner Körperzelle fühlst. Sende ihr deine allerschönsten Gefühle und sage ihr, dass du sie liebst und für sie da bist. Spüre, was es mit dir macht!

Heilen mit den Händen

Reibe deine Handflächen kräftig aneinander, um Energie zu erzeugen.
Dann führe die Hände über deinen Körper. Bewege sie langsam im Abstand von etwa acht Zentimetern zum Körper. Du kannst mit den Handflächen kreisen, sie hin und her schieben, etwas entfernen und wieder näher an den Körper heranbringen. Spüre und genieße die Heilenergie, die du von dir selbst empfängst und mit der du deinen Körper regenerierst und verjüngst.

Bewegung

Diese Karte fordert dich auf, dich mehr zu bewegen. Schließe die Augen, atme tief in deinen Bauch ein. Verbinde dich mit deinem Körper und begrüße ihn. Tritt in Kontakt mit ihm, öffne dich für ihn. Bitte ihn, dir zu zeigen, welche Art von Bewegung er sich wünscht.

Erspüre die Wünsche deines Körpers und bewege dich nach deinen inneren Impulsen. Lass die Gefühle der Liebe, Dankbarkeit und Wertschätzung in die Bewegungen hineinfließen. Fühle, wie es deinem Körper guttut.

Haar

Die Haare sind Antennen in die feinstofflichen Welten. Sie verbinden uns mit unseren feinstofflichen Körpern und den unsichtbaren Bereichen unseres Lebens. Volles, kräftiges, gesundes Haar ist auch ein Symbol für Macht und Stärke.

Deine Haare möchten deine Zuwendung. Kosmetikprodukte und falsche Ernährung haben sie vielleicht geschädigt. Überprüfe deine Ernährungsweise und die Produkte, die du für die Haarpflege benutzt. Wechsle auf natürliche Haarpflegemittel, etwa Wascherde, und trinke viel grüne Smoothies – das bringt dein Haar wieder in Schwung.

Kopfhaut

Wie das Gras braucht auch dein Haar einen guten, gesunden, fruchtbaren Boden. Wenn dem Haarboden notwendige Mineralstoffe fehlen, wenn er übersäuert ist, dann kann darauf auch kein schönes, volles Haar wachsen. Wende dich deiner Kopfhaut zu, atme dich in sie hinein und verschmilz mit ihr. Nimm wahr, wie es ihr geht. Fühlt sich deine Kopfhaut zufrieden und geliebt? Oder fehlt ihr etwas? Hat deine Kopfhaut einen tiefsten inneren Wunsch? Wenn ja, was wäre es? Braucht sie vielleicht deine Liebe, deine Zuneigung, eine besondere Pflege oder eine spezielle Ernährung?

Atem

Der Atem ist die Verbindung zu uns selbst, und gleichzeitig bildet er die Verbindung zur Außenwelt. Durch den Atem können wir mit allen unseren Zellen in Kontakt treten, aber gleichzeitig auch in Kontakt mit allem, was uns umgibt – mit Sichtbarem und Unsichtbarem. Bewusstes Atmen ist ein Tor zu ewiger Jugend.

Atme tief in den Bauch ein und atme weit und vollständig aus. Beim Einatmen wölbe deinen Bauch nach außen und beim Ausatmen ziehe ihn in Richtung Wirbelsäule nach innen. Je öfter du diese kleine Übung wiederholst, desto schneller gewöhnt sich dein Körper daran, richtig zu atmen.

Glaubenssystem

Es ist für dich an der Zeit, ein neues Glaubenssystem zu entwickeln. Es liegt allein in deiner Hand und es steht dir zu. Die Kraft dazu und alle Möglichkeiten besitzt du bereits.

Veränderungen, die wir uns wünschen und anstreben, können nur dann eintreten, wenn wir uns auch erlauben, uns für sie zu öffnen.

Konzentriere dich jetzt auf deine Absicht, an Verjüngung oder Ganzkörperwiederherstellung zu glauben. Lass das Gefühl von Liebe und von vollkommener Sicherheit und Klarheit in dein Glaubenssystem fließen. Spüre es in dir!

Wiederhole diese Übung so oft wie möglich.

Tägliches Programmieren

Schaue dich morgens im Spiegel an, freundlich und liebevoll.

Sage zu dir:
»Guten Morgen, mein Schatz. Heute bist du wieder einen Tag jünger. Es wird ein wunderschöner Tag werden. Ich bin für dich da und ich liebe dich.«

Lächle dich dabei an und schicke dir selbst deine Liebe.

Ernährung im Einklang mit deinem höchsten Selbst

Zu einer Lebensweise, die vollkommen mit dir und dem ganzen Universum im Einklang schwingt, gehört eine individuelle, aufbauende und lebenserhaltende Ernährung. Dein Körper bittet dich darum, dich auf eine Art und Weise zu ernähren, die ihm guttut.

Spüre in dich hinein und verbinde dich mit deinem Körper! Frage ihn, wie er wirklich ernährt werden möchte. Lausche in deine innere Welt und empfange die Antworten deines Körpers.

Du hast nun deine persönliche Ernährungslehre, die du aus dir selbst geschöpft hast.

Keimdrüsen (Eierstöcke, Hoden)

Visualisiere, wie ein goldener Lichtstrahl aus dem Universum in deinen Unterleib einströmt und das gesamte Zellgewebe mit Licht durchflutet. Sieh, wie deine Keimdrüsen im Licht erstrahlen.

Sende ihnen deine Liebe und deine zärtliche Fürsorge. Bitte sie jetzt, alte Programmierungen und Überzeugungen zu transformieren und sich für den Regenerationsprozess zu öffnen. Nimm die Veränderung in dir wahr. Spüre die aufkeimende Heilung in dir!

Schilddrüse

Visualisiere Perlmuttfarbe und atme sie in dich ein. Lass ihre Schwingung in deinen Hals einströmen. Fühle, wie die Perlmuttfarbe in deine Schilddrüse fließt. Sie regeneriert und aktiviert das gesamte Zellgewebe hier.
Schicke deiner Schilddrüse deine Liebe und deinen Dank. Bitte sie jetzt, alte Programmierungen und Glaubenssätze zu transformieren und sich für den Verjüngungsprozess zu öffnen. Spüre, wie es durch deine Absicht auch geschieht.
Nimm wahr, wie deine Schilddrüse sich öffnet und sich verjüngt – jetzt.

Die Zeit zurückdrehen

Mit deiner fokussierten Absicht ist es möglich, dein biologisches Alter zurückzudrehen. Setze diesen Prozess bewusst in Gang! Stelle dir eine Uhr vor, in die ein Altersanzeiger eingebaut ist. Nimm mit deiner inneren Sicht wahr, wie der Zeiger sich ganz langsam zurückdreht und dabei deine Jahre schwinden, so lange, bis du bei deinem gewünschten Alter angekommen bist. Dann hältst du deine innere Uhr an und atmest das Ergebnis in dich hinein.

Haarwurzeln

Lass dein Bewusstsein zu deinen Haarwurzeln fließen und nimm sie durch dein Gefühl und deine innere Sicht wahr. Schau, ob die Wurzeln stabil sind. Wie lebendig sind sie? Sind sie auch gut in ihrer Erde, der Kopfhaut, verankert? Bekommen sie genügend Nährstoffe? Wenn du einen Mangel erkennst, frage dich, was es sein könnte. Brauchen deine Haarwurzeln ein Gefühl, ein Bild, eine Farbe oder eine bessere Nahrung? Dann gib dir das Fehlende – in deinen Gedanken und in deinem Gefühl.

Spüre nach, was sich dadurch verändert!

Wahre Gesundheit

Gesund, glücklich und frei zu sein ist unser natürliches Geburtsrecht – unser wahrer Zustand.

Sprich innerlich:
»Wahre Gesundheit.«

Schließe deine Augen und atme in diesem Augenblick deine wahre Gesundheit in dich hinein. Fühle, wie die Schwingung der wahren Gesundheit deine Gefäße füllt, wie sie in alle deine Zellen fließt und sich ausbreitet. Empfinde, wie du dadurch genährt und beschenkt wirst. Nimm es an!